BEI GRIN MACHT SICH IHR WISSEN BEZAHLT

AF130178

- Wir veröffentlichen Ihre Hausarbeit,
  Bachelor- und Masterarbeit

- Ihr eigenes eBook und Buch -
  weltweit in allen wichtigen Shops

- Verdienen Sie an jedem Verkauf

Jetzt bei www.GRIN.com hochladen und kostenlos publizieren

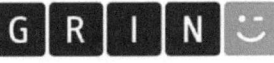

Bibliografische Information der Deutschen Nationalbibliothek:

Die Deutsche Bibliothek verzeichnet diese Publikation in der Deutschen National-
bibliografie; detaillierte bibliografische Daten sind im Internet über http://dnb.d-
nb.de/ abrufbar.

Impressum:

Copyright © 2016 GRIN Verlag
Druck und Bindung: Books on Demand GmbH, Norderstedt Germany
ISBN: 9783668257276

Dieses Buch bei GRIN:

https://www.grin.com/document/335909

Katharina Daub

Anforderungen an ein Risikomanagementsystem im Gesundheitswesen

Am Beispiel einer Einrichtung

GRIN Verlag

GRIN - Your knowledge has value

Der GRIN Verlag publiziert seit 1998 wissenschaftliche Arbeiten von Studenten, Hochschullehrern und anderen Akademikern als eBook und gedrucktes Buch. Die Verlagswebsite www.grin.com ist die ideale Plattform zur Veröffentlichung von Hausarbeiten, Abschlussarbeiten, wissenschaftlichen Aufsätzen, Dissertationen und Fachbüchern.

Besuchen Sie uns im Internet:

http://www.grin.com/

http://www.facebook.com/grincom

http://www.twitter.com/grin_com

Inhaltsverzeichnis

Tabellenverzeichnis

Abkürzungsverzeichnis

Abs. – Absatz

bspw. – beispielsweise

bzw. – beziehungsweise

d.h. – das heißt

DNQP – Deutsches Netzwerk für Qualitätsentwicklung in der Pflege

f. – die folgende Seite

ff. – die folgenden Seiten

ggf. – gegebenenfalls

KVP – Kontinuierlicher Verbesserungsprozess

MDK – Medizinischer Dienst der Krankenversicherung

MDS – Medizinischer Dienst des Spitzenverbandes Bund der Krankenkassen

OPAC – Online Public Access Catalogue – Online Katalog der Bibliothek der Frankfurt University of Applied Sciences

PDCA – Plan Do Check Act

QM – Qualitätsmanagement

SGB V – Fünftes Sozialgesetzbuch

SGB XI – Elftes Sozialgesetzbuch; Zitate nach Winkler 2015

usw. – und so weiter

z.B. – zum Beispiel

Abstract

Autorin: Katharina Daub

Titel: "Anforderungen an ein Risikomanagementsystem im Gesundheitswesen am Beispiel einer (von den Studierenden zu wählenden) Einrichtung."

Ziel dieser Arbeit war es, die Fragestellung: „Was wird unter dem Begriff Risikomanagement im ambulanten Pflegedienst verstanden und was sind die Anforderungen in einem ambulanten Pflegedienst?" beantworten zu können.
Dazu wurde eine Literaturrecherche durchgeführt. Um eine Basis schaffen zu können, wurden theoretische Grundlagen definiert. Außerdem wurden Anforderungen aufgezeigt, die bei der Umsetzung eines Risikomanagements beachtet werden müssen. Diese spielen eine große Rolle, bei der Anforderung an die Umsetzung eines Risikomanagements. Dazu wurde eine bespielhafte Darstellung eines Gesetzes, die Expertenstandards, die Pflegedokumentation und die Qualität herangezogen.

Es konnte herausgearbeitet werden, dass ein Risikomanagement in einem ambulanten Pflegedienst, sowohl zur Vorbeugung von Risiken der Klienten als auch der Mitarbeiter dient.

1 Einleitung

Diese Hausarbeit dient der Modulprüfung im Modul 3 Qualitätsmanagement und –systeme in Pflege und Gesundheitseinrichtungen des Masterstudiengangs Pflege- und Gesundheitsmanagement der Frankfurt University of Applied Sciences. Als Themenschwerpunkt wurde die ambulante Pflege gewählt, da eine komplette Betrachtung den Umfang dieser Arbeit überschreiten würde.

Die zentrale Fragestellung dieser Arbeit lautet: Was wird unter dem Begriff Risikomanagement im ambulanten Pflegedienst verstanden und was sind die Anforderungen in einem ambulanten Pflegedienst?

1.1 Aufbau der Arbeit

Zu Beginn sollen theoretische Grundlagen eines Risikomanagements im ambulanten Bereich erläutert werden. Dabei sollen Begriffe definiert werden, auf denen die weitere Arbeit aufbaun wird. Des Weiteren soll an dieser Stelle eine Definition über ein Risikomanagement im ambulanten Pflegedienst erfolgen.

Aufgrund der beschriebenen theoretischen Grundlagen werden im nächsten Punkt die externen Anforderungen an ein Risikomanagement aufgezeigt. Hier sollen Gesetze und Verordnungen beschrieben werden, von denen das Risikomanagement maßgeblich beeinflusst und festgeschrieben wird. Außerdem soll dabei die Rolle des Medizinischen Dienst der Krankenkassen aufgezeigt werden und herausgearbeitet werden, in wie weit dieser das Risikomanagement im ambulanten Sektor steuert und kontrolliert.

Im vierten Teil sollen nun die Anforderungen an die Einführung eines Risikomanagements im ambulanten Bereich beschrieben werden. Dies geschieht auf Grundlage von vorher beschriebenen oder definierten Punkten. Zu Beginn wird dies unter dem Punkt der Gesetze und Verordnungen erfolgen. Hier kommt es zu einer beispielhaften Betrachtung, wie Gesetze und Verordnungen in einem Risikomanagement zu berücksichtigen sind. Danach werden die Expertenstandards dargestellt. An dieser Stelle soll aufgezeigt werden, wie die Anforderungen an diese bei der Umsetzung sind. Danach sollen die Anforderungen an eine Pflegedokumentation aufgezeigt werden. Im letzten Punkt dieses Punktes sollen die Anforderungen an die Qualität deutlich gemacht werden. Dabei kommt es zu einer Unterteilung in die Punkte Struktur-, Prozess- und Ergebnis-qualität.

Im Schlussteil wird diese Hausarbeit zusammengefasst. Auf dieser Grundlage wird es dann zu einem Fazit kommen. Darin wird die Autorin dieser Arbeit auch ein persönliches Fazit ziehen. Zum Ende hin, soll in diesem Teil die zentrale Fragestellung dieser Hausarbeit eine Beantwortung finden.

1.2   Methode

Diese Hausarbeit ist eine literaturgestütze Arbeit. Dazu wurde eine Literatur-recherche durchgeführt.

Zu Beginn wurden die Bergriffe des Inhaltsverzeichnisses in herkömmliche Internetsuchmaschinen eingegeben, so wurde ein grober Überblick über das Thema verschafft. Daraufhin erfolgte eine detaillierte Recherche im OPAC der Frankfurt University of Applied Sciences, in der Datenbank SpringerLink und unter scholar.google.de. Die jeweils verwendeten Schlagwörter und die gefundenen Treffer lassen sich im Anhang wiederfinden. Die Ergebnisse wurden nach den relevanten Titeln weiter auf die Relevanz überprüft, dazu wurden Abstracts und Inhaltsverzeichnisse gelesen oder der Text wurde quergelesen. Dabei wurde vor allem Wert darauf gelegt, dass die Literatur für die Thematik der ambulanten Pflege anwendbar ist. Auf diese Weise konnten verschiedene Quellen gefunden werden, die für die Erstellung dieser Hausarbeit von Belang sind. Es wurden Bücher, Zeitschriftenartikel, Internetdokumente als auch Gesetzestexte als Literatur herangezogen. Die verwendeten Quellen lassen sich im Literaturverzeichnis wiederfinden.

Es wurde ausschließlich nach deutschsprachiger Literatur recherchiert. Englischsprachige Literatur ist wegen der besonderen Gegebenheiten, vor allem aus rechtlicher Sicht, nicht relevant. Außerdem wurde keine Literatur verwendet, die vor dem 2007 erschienen ist. Da es aktuelle Gesetzesänderungen im Jahr 2015 gegeben hat, musste die Literatur auf die Kompatibilität überprüft werden, für die verwendete Literatur ist dies der Fall.

Ist in dieser Arbeit vom Patient oder Klient die Rede, so sind immer beide Geschlechter damit gemeint. Die männliche Schreibweise dient lediglich der Vereinfachung.

2 Theoretische Grundlagen eines Risikomanagements im ambulanten Bereich

Um einheitliche Voraussetzungen zur Beantwortung der Fragestellung schaffen zu können, dient dieser Teil. An dieser Stelle soll der Leser an die zentralen Begriffe des Risikomanagements im ambulanten Bereich herangeführt werden. Des Weiteren werden die Grundlagen für ein Risikomanagement im ambulanten Pflegedienst definiert.

2.1 Annäherungen an die Begriffe des Risikomanagements

In Tabelle 1 sind die zentralen Begriffe des Risikomanagements bzw. des Qualitätsmanagements beschrieben.

Begriff:	Bedeutung:
Expertenstandards	Das Deutsche Netzwerk für Qualitätsentwicklung (DNQP) ist zuständig für die „Entwicklung, Konsentierung und Implementierung evidenzbasierter Expertenstandards" (DNQP 2016). In Deutschland gibt es aktuell acht Expertenstandards zu den Themen: Dekubitusprophylaxe, Entlassungsmanagement, Schmerzmanagement bei akuten Schmerzen, Schmerzmanagement bei chronischen Schmerzen, Sturzprophylaxe, Förderung der Harnkontinenz, Chronischen Wunden und Ernährungsmanagement. Der neunte Expertenstandard zum Thema „Erhaltung und Förderung der Mobilität" wird zurzeit erstellt (DNQP 2016). Nach §§ 112 f. SGB XI sind diese in allen Pflegeeinrichtungen umzusetzen.

KVP	Kontinuierlicher Verbesserungsprozess – steigert die Motivation der Mitarbeiter, da diese, aktiv Prozesse mitgestalten und verbessern können (Schmidt 2010, 139f.; Weigert 2008, 45f.).
PDCA	Der Plan Do Check Act Zyklus wird auch nach seinem Begründer William Edward Deming benannt. Ziel ist eine kontinuierliche Verbesserung um ein hohes Maß an Qualität zu erreichen. Der PDCA Zyklus beschreibt vier Phasen, nach denen vorgegangen wird. Plan: Problembeschreibung und Zielformulierung; Do: Maßnahmen festlegen und umsetzen; Check: Vergleich Vorher/Nachher, messen des Erfolges; Act: Implementierung in der gesamten Einrichtung, ggf. Korrektur (König 2015, 158; Schmidt 2010, 35ff.; Weigert 2008, 58ff.) Der MDK kontrolliert die Umsetzung des PDCA Zyklus in der Qualitätskontrolle. (MDS 2014, 36). Act　　Plan Check　　Do *eigene Darstellung*
Qualitätsmanagement	„Aufeinander abgestimmte Tätigkeiten zum Leiten und Lenken einer Organisation bezüglich der Qualität." (Weigert 2008, 262)
Drei Ebenen der Qualität	Donabedian definierte drei Ebenen der Qualität. Struktur-, Prozess- und Ergebnisqualität (König 2015, 325 ff.; Schmidt 2010, 13ff.).
Strukturqualität	Unter der Strukturqualität versteht man die Qualität der Leistungserstellung. Dazu zählen die Anzahl der Fachkräfte, die Ablauforganisation, die technische und räumliche Ausstattung als auch Qualitätssicherungsmaßnahmen wie Fort- und

	Weiterbildung der Mitarbeiter und Qualitätszirkel (G-BA 2015).
Prozessqualität	Die Prozessqualität beschreibt die Qualität der pflegerischen Maßnahmen. Hier wird beschrieben, wie die Pflege erbracht wird bzw. welche pflegerischen Maßnahmen getroffen werden (G-BA 2015).
Ergebnisqualität	Die Ergebnisqualität beschreibt, ob die Ziele der pflegerischen Maßnahmen erreicht wurden. Also der gesundheitliche/körperliche Zustand des Pflegebedürftigen. Zudem wird die Kundenzufriedenheit in der Ergebnisqualität beschrieben (G-BA 2015).
Qualitätsprüfungsrichtlinien	Die Qualitätsprüfungsrichtlinien dienen einer einheitlichen und verbindlichen Grundlage für die Qualitätskontrolle, durch den MDK, in ambulanten Pflegeeinrichtungen (MDS 2014, 10).
Qualitätszirkel	In einem Qualitätszirkel (QZ) arbeiten Mitarbeiter aus der Pflege mit. Hier werden z.B. die Expertenstandards auf die Einrichtung bezogen heruntergebrochen. Aber auch weitere Themen, die die Qualität der Einrichtung verbessern, werden hier besprochen und bearbeitet (Schmidt 2010, 144ff.; Weigert 2008, 104f.).

Tabelle 1: Begriffsdefinition des QM – Eigene Darstellung

Begriffe, die an dieser Stelle nicht genauer beschrieben werden, werden in ihrer Bedeutung vorausgesetzt.

2.2 Risikomanagement im ambulanten Pflegedienst

Um das Risikomanagement im ambulanten Pflegedienst definieren zu können, müssen die Begriffe Risiko und Risikomanagement beschrieben werden. Aus den Begriffserläuterungen in Tabelle 2 geht hervor, dass in dieser Arbeit das klinische Risikomanagement bearbeitet und weiter erläutert werden soll.

Begriff:	Bedeutung:
Risiko	Der Begriff Risiko beschreibt zu erwartende Geschehnisse, die als negativ zu betrachten sind und somit den geplanten Prozess der Pflege negativ beeinflussen bzw. stören (Haubrock 2009, 498).
Risikomanagement	Das Risikomanagement soll dazu dienen, Risiken in der Planung der Prozesse zu berücksichtigen, um diese beherrschen zu können. Dabei ist in ein klinisches und ein ökonomisches Risikomanagement zu unterscheiden. Das klinische Risikomanagement bezieht sich auf Risiken, die während einer Behandlung von Patienten auftreten können. Das ökonomische Risikomanagement befasst sich mit wirtschaftlichen/administrativen Risiken (Haubrock 2009, 498 f.).
Risikomanagementprozess	Der Risikomanagementprozess ist in seinem Aufbau mit dem PDCA Zyklus (siehe Tabelle 1) zu vergleichen. Bei der Einführung eines Risikomanagements ist dieser zu berücksichtigen, als auch bei jeder Art der Evaluation (Haubrock 2009, 505). Risikoüberwachung → Risikoidentifizierung → Risikobewertung → Risikobewältigung → (Kreislauf) *Quelle: Haubrock 2009, 505*

Tabelle 2: Begriffsdefinition des Risikomanagements – Eigene Darstellung

Zum einen ist ein ambulanter Pflegedienst nach § 113 Abs. 2 SGB XI dazu verpflichtet, ein Qualitätsmanagement und somit auch ein Risikomanagement umzusetzen. Zum anderen aber auch in eigenem Interesse sollten Risiken vermieden werden. So sollte ein ambulanter Pflegedienst bedenken, welche Risiken über die gesetzlich bindenden noch berücksichtigt werden sollen (Höfert, Meissner 2008, 220ff.). In Punkt 4 werden diese Punkte genauer beschrieben.

3 Externe Anforderungen an ein Risikomanagement im ambulanten Bereich

In diesem Teil der Arbeit sollen die Rahmenbedingungen für ein Risikomanagement aufgezeigt werden. Dabei sollen die Gesetze und Verordnungen aufgezeigt werden, die für Pflegedienste notwendig sind umzusetzen. Außerdem wird die Rolle des MDK dargestellt und inwieweit ein Risikomanagement von diesem abhängig ist.

3.1 Gesetze und Verordnungen

„Die zugelassenen Pflegeeinrichtungen sind verpflichtet, Maßnahmen der Qualitätssicherung sowie ein Qualitätsmanagement nach Maßgabe der Vereinbarung nach § 113 durchzuführen, Expertenstandards nach § 113 anzuwenden sowie bei Qualitätsprüfungen nach § 114 mitzuwirken." § 112 Abs. 2 Satz 1 SGB XI

Demnach sind ambulante Pflegedienste gesetzlich dazu verpflichtet ein Qualitätsmanagement einzuführen und Qualitätsprüfungen durch den MDK zu unterstützen. § 113 Abs. 1 Satz 1 SGB XI steht weiter, dass Pflegeeinrichtungen zu einem „einrichtungsinternen Qualitätsmanagement" verpflichtet sind. D.h. Einrichtungen müssen dies individuell auf die eigenen Bedürfnisse umsetzen.

Erbringen ambulante Pflegedienste auch Leistungen, die über die Krankenkassen abgerechnet werden, so sind diese auch nach § 135a SGB V zu qualitätssichernden Maßnahmen verpflichtet.

Ebenfalls ist aus den angegebenen Gesetzestexten zu entnehmen, dass die Expertenstandards in den Pflegediensten umzusetzen sind (siehe Punkt 2.1) nach §§ 112 f. SGB XI.

Außerdem fordert der Gesetzgeber eine Pflegedokumentation. Diese soll „praxistauglich, den Pflegeprozess unterstützend (..) die Pflegequalität fördernde (…) für die Pflegeeinrichtungen vertretbares und wirtschaftliches Maß" (§ 113 Abs. 1, Satz 4 Punkt 1) sein.

In König 2015, 15 ff. lässt sich eine Übersicht über alle Gesetze und Verordnungen finden. Schmidt 2010,84f. begrenzt die Gesetze und Verordnungen noch einmal auf den ambulanten Dienst. Da eine Betrachtung aller Gesetze und Verordnungen den Umfang dieser Arbeit übersteigen würde, wurde als ein Beispiel das Arzneimittelgesetz ausgewählt.

3.2   Die Rolle des Medizinischen Dienst der Krankenkassen

Nach § 114a Abs. 1 SGB XI sind der MDK, der Prüfdienst des Verbandes der privaten Krankenversicherung e.V. und die von den Landesverbänden der Pflegekassen bestellten Sachverständigen dazu befähigt, vor Ort die Leistungs- und Qualitätsanforderungen eines Pflegedienstes zu überprüfen. Diese Überprüfung kann als Regel-, Wiederholungs- oder Anlassprüfung stattfinden. Ziel ist es, dass alle Einrichtungen (mit Versorgungsverträgen durch die Pflege- und/oder Krankenkassen) einmal pro Jahr überprüft werden (König 2015, 150; MDS 2014, 8ff.). Das Ergebnis der Prüfung wird anschließend in dem sogenannten Transparenzbericht öffentlich gemacht (Geraedts, Holle, Vollmar, Bartholomeyczik 2011, 185f., MDS 2015, 211ff.).

Die Prüfung erfolgt nach einem einheitlichen Muster, dieses ist in den Qualitätsprüfungs-Richtlinien des MDS nachzulesen. Der ambulante Pflegedienst wird bei der MDK-Prüfung in folgenden Bereichen überprüft: Grund- und Behandlungspflege und hauswirtschaftliche Versorgung.

Um die Prozess- und Ergebnisqualität überprüfen zu können, wird eine Stichprobe ermittelt. Die Ermittlung der Stichprobe ist festgeschrieben und erfolgt somit in jeder Pflegeeinrichtung gleich (König 2015, 152; MDS 2014, 14ff.). Bei den zufällig ausgesuchten Klienten findet daraufhin - nach schriftlichem Einverständnis – eine Befragung der Klienten auf deren Zufriedenheit sowie eine Überprüfung der Pflegedokumentation statt. Die Pflegedokumentation wird auf folgende Punkte überprüft: Allgemeine Angaben, Behandlungspflege, Mobilität,

Ernährung und Flüssigkeitsversorgung, Ausscheidung, Umgang mit Demenz, Körperpflege und sonstige Aspekte der Ergebnisqualität (MDS 2014, 42ff.).

Darüber hinaus findet eine weitere Erhebung der Struktur- und Prozessqualität der Pflegeeinrichtung statt. Darin werden Allgemeine Angaben zum Pflegedienst, Aufbauorganisation Personal, Ablauforganisation, Konzeptionelle Grundlage, Qualitätsmanagement, Pflegedokumentationssystem und Hygiene aufgenommen (MDS 2014, 22ff.).

4 Anforderungen an die Einführung eines Risikomanagements im ambulanten Bereich

„Die Einführung und Anwendung eines Qualitätsmanagements soll Einrichtungen unterstützen, ihre Weiterentwicklung fördern und ihre Existenz am Markt dauerhaft auch sichern." (Weigert 2008, 31) In Punkt 4 sollen Auszüge der Anforderungen an die Einführung eines Risikomanagements im ambulanten Bereich aufgezeigt werden. Die vorangegangenen Punkte dienen an dieser Stelle als Grundlage. Es soll deutlich werden, was ein Risikomanagement an den Punkten beinhalten muss. Dabei soll es weniger um die Einführung selbst gehen. Jeder dieser Punkte wird eingeführt unter den Anforderungen des Risikomanagementprozesses. (siehe Tabelle 2)

4.1 Gesetze und Verordnungen

Wie bereits in Punkt 3.1 erwähnt, können an dieser Stelle nicht alle Gesetze und Verordnungen, die für ein Qualitätsmanagement bzw. Risikomanagement im ambulanten Pflegedienst relevant sind, aufgezeigt werden. An einem Beispiel soll deutlich werden, wie sich die Anforderungen an die Einführung eines Risikomanagements an dieser Stelle kenntlichmachen.

Arzneimittelgesetz:

Erbringen ambulante Pflegedienste Leistungen, bei denen Medikamente gerichtet oder verabreicht werden, ist neben dem SGB V, immer auch das Arzneimittelgesetz zu berücksichtigen.

Um Medikamente richten und/oder verabreichen zu können oder Verbände anzulegen, bedarf es erst einmal einer Verordnung durch einen Arzt. Diese muss vom Pflegedienst ausgefüllt, abgestempelt und unterschrieben werden. Außerdem muss der Klient mit seiner Unterschrift bestätigen, dass er den Pflegedienst mit dieser Aufgabe betraut. Auf der Verordnung müssen die zu verabreichenden Medikamente/Verbandsstoffe und Diagnosen – die die Medikamente/Verbandsstoffe rechtfertigen – enthalten sein. Anschließend wird die Verordnung zur jeweiligen Krankenversicherung geschickt und muss von dort genehmigt werden, nur dann können die Leistungen vom Pflegedienst direkt mit der Krankenversicherung abgerechnet werden. Dies ist Bestandteil des SGB V bzw. der Häuslichen Krankenpflege-Richtlinien (G-BA 2014).

Im ambulanten Bereich greift das Arzneimittelgesetz natürlich nicht so stark ein wie in der stationären Versorgung. Medikamente lagern im Normalfall beim Klienten, dieser ist also für die richtige Lagerung zuständig. Allerdings verabreicht der Pflegedienst die vom Klienten gelagerten Medikamente. Sind diese nicht sachgerecht gelagert, kann es zum Schaden des Klienten kommen. Ebenfalls müssen Verfallsdaten der Medikamente vor der Verabreichung bzw. dem Richten überprüft werden. Bei Verbandsstoffen muss ein sach- und fachgerechter Umgang durch den Pflegedienst gewährleistet werden. Hier muss bspw. darauf geachtet werden, ob Verbandmaterial zerschnitten werden darf oder nicht (Höfert et al. 2008, 178ff.; König 2015, 25ff.).

Ziel des Risikomanagements muss es an dieser Stelle sein, den Umgang mit Medikamenten so zu gestalten, dass Risiken erkannt werden und diese abgewendet werden können. Denn im Umgang mit Medikamenten gilt es, Klienten und Mitarbeiter zu schützen (Höfert et al. 2008, 220ff.). Die Verordneten Medikamente müssen auf einem Medikamentenblatt in der Pflegedokumentation vorhanden sein. Darauf muss das Datum der Verordnung, der Arzt, der Name des Medikaments, Verabreichungsform, Verabreichungsart und Handzeichen der Pflegefachkraft enthalten sein. Um einen Nachweis über die ärztliche Anordnung zu erbringen, dient eine Kopie der Verordnung in der Pflegedokumentation. In der Pflegeplanung muss geplant werden, wie die Medikamente verabreicht werden. Außerdem muss ein Nachweis über die Durchführung in der Pflegedokumentation enthalten sein. Hier zeichnet jede Pflegefachkraft mit dem eigenen Handzeichen ab, dass die Medikamente von ihr verabreicht und kontrolliert wurden. Mit Hilfe von eigens erstellten Standards – die nach dem KVP pflegewissenschaftlich auf dem aktuellen Stand gehalten werden – lässt sich der Umgang mit Medikamenten in Pflegediensten sicherstellen und standardisieren (Baum-Wetzel 2013, 192; Höfert et al. 2008, 178ff.). Zusammen stellen diese Punkte die Risikoerfassung und –einschätzung im Umgang mit Medikamenten dar. In der Pflegeplanung werden die möglichen individuellen Risiken entsprechend dokumentiert und abgewendet. Im Standard lassen sich die allgemeinen Risiken finden, hier kommt es direkt zu einer Problemlösung (Kahla-Witzsch, Platzer 2007, 100ff.). Der MDK überprüft bei der MDK-Prüfung den Umgang mit Medikamenten im Bereich der Überprüfung der Behandlungspflege. (MDS 2014, 111ff.)

4.2   Expertenstandards

Wie in Tabelle 1 bereits beschrieben wurde, gibt es aktuell acht Expertenstandards in der Pflege und ein neunter ist in Arbeit. Ambulante Pflegedienste sind nach § 113a SGB XI gesetzlich dazu verpflichtet, diese einrichtungsentsprechend einzuführen und anzuwenden. Im Rahmen der MDK-Prüfung, wird die Implementierung der Expertenstandards überprüft (MDS 2014, 35).

Da die Expertenstandards allgemein formuliert und vorwiegend für den stationären Bereich erarbeitet wurden, müssen ambulante Pflegedienste den Expertenstandard auf ihre Einrichtung entsprechend anpassen. Die Expertenstandards sind pflegewissenschaftlich auf dem aktuellsten Stand der Forschung. Es werden verschiedene Instrumente aufgezeigt, anhand deren das pflegerische Risiko in diesem Bereich erfasst werden kann. Der Pflegedienst muss hier eine Entscheidung treffen, welches Instrument am geeignetsten erscheint (Geraedts et al. 2011, 187f.; König 2015, 218ff.). Dies geschieht häufig innerhalb des Qualitätszirkels, darin werden Arbeitsgruppen gebildet oder der Expertenstandard wird gemeinsam bearbeitet.

Ist der Expertenstandard einrichtungsentsprechend implementiert, müssen Pflegefachkräfte die Risikobewertung mit Hilfe des festgelegten Instrumentes bzw. Assessments durchführen. So kann bspw. innerhalb des Standards für Dekubi-

tusprophylaxe die Bradenskala als Instrument festgelegt sein. Die Pflegefachkraft kann nun das Dekubitusrisiko mit dieser Skala erfassen. Anschließend
können in der Pflegeplanung Maßnahmen getroffen werden, um die möglichen
Risiken zu vermeiden. Diese Maßnahmen sind individuell für die jeweiligen Klienten zu planen und umzusetzen (König 2015, 220ff.; Schmidt 2010, 181f.;
Schmidt 2009, 187).

Die Umsetzung der Expertenstandards ist vor allem aus dem Grund wichtig,
dass eine korrekte Umsetzung, Durchführung und Dokumentation ein Schutz
der Klienten erfolgt, aber in erster Linie auch der Mitarbeiter und des Pflegedienstes selbst ist. „So kann z.B. die Entstehung eines Dekubitus als Körperver-
letzung gewertet werden, wenn der Nationale Expertenstandard zur Dekubitus-
prophylaxe nicht beachtet wurde, insbesondere wenn dieser den Mitarbeitern
nicht bekannt ist." (Schmidt, Meissner 2010, 182)

4.3 Pflegedokumentation

Die Pflegedokumentation stellt einen wesentlichen Aspekt des Risikomanagements in einem ambulanten Pflegedienst dar. Mit der Pflegedokumentation,
müssen alle Risiken, die bei einem Klienten auftreten können, erfasst werden.
Als Grundlage, für den Aufbau der Pflegedokumentation, können die Qualitätsprüfungs-Richtlinien des MDK dienen, denn in diesen sind bereits alle gesetzli-
chen Anforderungen enthalten. Unter Punkt 7 lässt sich die Überprüfung der
Pflegedokumentation finden (MDS 2014, 38ff.).

Bereits bei der Erfassung der Stammdaten, Biografie und der pflegerischen
Anamnese, muss es Pflegefachkräften anhand der Dokumente möglich sein,
die vorhandenen Risiken beim Klienten erfragen bzw. erkennen zu können. Bei
der Dokumentenerstellung ist folglich darauf zu achten, welche Risiken erfasst
werden müssen und wie dies innerhalb der Dokumentenerstellung umzusetzen
ist (Schmidt 2010, 157ff.; Weigert 2008, 90f.). Im Anschluss an die Informationssammlung kommt es zur Pflegeplanung. Diese erfolgt nach einem Pflege-
modell wie bspw. den „Aktivitäten und existentiellen Erfahrungen des täglichen
Lebens" (AEDL) nach Monika Krohwinkel (Haubrock 2009, 767). Den Proble-
men soll nun mit entsprechenden Zielen und Maßnahmen entgegengewirkt werden. Darin müssen auch Aspekte, wie die unter Punkt 4.1 und 4.2 beschrieben,

Berücksichtigung finden. Werden hier alle Risiken beschrieben und entsprechende Ziele und Maßnahmen formuliert, dienen diese als Beweis, dass pflegerisch professionell gehandelt wurde, sofern dies im Pflegeverlauf wiederzufinden ist. Durch das Risikomanagement ist hier sicherzustellen, dass die Pflegefachkräfte sicher im Umgang mit der Pflegedokumentation sind. Gegebenenfalls sollten Schulungen für die Pflegefachkräfte stattfinden, um evtl. vorhandene Lücken schließen zu können. Mit der regelmäßigen Evaluation der Pflegedokumentation schließt bzw. beginnt der Risikomanagementprozess wieder. Diese Punkte sind bei der Implementierung zu beachten und entsprechend umzusetzen (Höfert et al. 2008, 96ff.; König 2015, 220ff.; Weigert 2008, 90ff.).

Da das Risiko der Haftung, bei der Pflegedokumentation immer bedacht werden sollte, dient die Pflegedokumentation als Beweismittel und entlastet das Pflegepersonal (Höfert et al. 2008, 96).

4.4 Qualität

Wie bereits in Tabelle 1 beschrieben wurde, gibt es drei Ebenen der Qualität: Struktur-, Prozess- und Ergebnisqualität. Die Qualitätsprüfung durch den MDK, teilt sich ebenfalls in die drei Qualitätsebenen auf. Insofern sollten diese, innerhalb der Einführung eines Risikomanagements, berücksichtigt werden. Ansonsten besteht das Risiko einer schlechten MDK-Note.

Strukturqualität

Unter der Strukturqualität werden Rahmenbedingungen erfasst. Im Rahmen der Qualitätsüberprüfung zählt darunter unter anderem eine Auflistung der Klienten mit bestimmten Risiken (MDS 2014, 25f.). Diese müssen demnach bei der Informationssammlung mit dokumentiert werden. Im Rahmen der Strukturqualität werden auch Risiken wie bspw. Hygiene abgefragt. Dies soll bezwecken, dass Einrichtungen sich mit dem Thema Hygiene auseinandersetzen, Risiken erkennen und versuchen diesen mit entsprechenden Maßnahmen entgegenzuwirken (MDS 2014, 26; Weigert 2008, 88f.).

Prozessqualität

Bei der Überprüfung der Prozessqualität wird hauptsächlich die Pflegedokumentation kontrolliert (MDS 2014, 42ff.; Weigert 2008, 89ff.). Welche Aspekte dabei zu beachten sind, wurde unter den vorangegangenen Punkten ausführlich beschrieben.

<u>Ergebnisqualität</u>

Bei der Ergebnisqualität erfolgt, im Rahmen der Qualitätsprüfung, eine Befragung der Klienten (MDS 2014, 58f.). Aber auch die Pflegedokumentation stellt ein Ergebnis der Pflege dar, da in der Evaluation deutlich wird, ob die Pflege erfolgreich war. Um hier Misserfolge vorbeugen zu können, bedarf es einer Implementierung verschiedener Instrumente durch das Risikomanagement. So können Fallbesprechungen, Pflegevisiten oder auch Klientenbefragungen Beispiele dafür sein, Risiken zu minimieren und eine erfolgreiche Pflege durchführen zu können (Weigert 2008, 94ff.).

Das Risikomanagement muss im Hinblick auf ein hohes Maß an Qualität einige Aspekte in der Umsetzung berücksichtigen.

5 Schluss

Im fünften Punkt, soll es zum Schluss dieser Arbeit kommen. Zu Beginn wird eine Zusammenfassung der Arbeit stehen. Dem Leser sollen so noch einmal die wesentlichen Punkte aufgezeigt werden. Im Anschluss wird es zu einem Fazit kommen. Innerhalb dessen wird die zentrale Fragestellung dieser Arbeit beantwortet.

Was wird unter dem Begriff Risikomanagement im ambulanten Pflegedienst verstanden und was sind die Anforderungen in einem ambulanten Pflegedienst?

Um diese Frage beantworten zu können, wurden zu Beginn theoretische Grundlagen geschaffen. Es wurden Begriffe definiert, die für das Risikomanagement bzw. Qualitätsmanagement von zentraler Bedeutung sind. Im nächsten Punkt wurde deutlich, dass die Umsetzung gesetzlich verpflichtend ist. So ist bspw. auch die Einführung der Expertenstandards bindend. Außerdem wurde hier die Rolle des MDK aufgezeigt. Im nächsten Schritt sollten die Anforderungen der Einführung an ein Risikomanagement aufgezeigt werden. Dabei wurde deutlich, dass einige Gesetze und Verordnungen Beachtung finden müssen. Da an dieser Stelle nicht alle beschrieben werden konnten, wurde zur beispielhaften Betrachtung die Umsetzung des Arzneimittelgesetzes herangezogen. Außerdem wurde an dieser Stelle beschrieben, was bei der Umsetzung der Expertenstandards zu beachten ist. Unumgänglich war dabei auch eine Betrachtung der Pflegedokumentation. Außerdem wurde noch auf die Qualitätsebenen eingegangen.

Der Begriff des Risikomanagements ist weitgefasst. So muss unterschieden werden in ein ökonomisches und ein klinisches Risikomanagement. In einem ambulanten Pflegedienst spielen beide eine Rolle. In dieser Arbeit wurde das klinische Risikomanagement bearbeitet. Hierunter ist zu verstehen, dass Präventivmaßnahmen gefunden werden, die Risiken der Klienten abwehren. Aber auch Mitarbeiter sollen durch ein Risikomanagement geschützt werden. So haben diese, bspw. durch die Pflegedokumentation, die Möglichkeit, die erledigte Pflege zu beweisen. Dies ist bei haftungsrechtlichen Fällen von enormer Bedeutung. Die Anforderungen an ein Risikomanagement entstehen durch Gesetze und Verordnungen. Diese werden durch den MDK, in ihrer Umsetzung, überprüft.

Die Autorin kommt zu dem Fazit, dass ein Risikomanagement in einem ambulanten Pflegedienst von großer Wichtigkeit ist. Bei der Umsetzung müssen etliche Aspekte berücksichtig werden. Als fader Beigeschmack bleibt allerdings die Frage, warum ein Risikomanagement so wichtig ist? Wirklich zum Schutz der Klienten oder doch eher zum Schutz der Mitarbeiter und des Pflegedienstes im Falle einer Haftung? (Höfert et al. 249ff.)

6   Literaturverzeichnis

Baum-Wetzel, Elisabeth (2013): Qualitätshandbuch - schlank und effektiv. Der Leitfaden für ambulante Pflegedienste. 1. Aufl. Hannover: Vincentz Network (Häusliche Pflege, 7).

Bundesrepuplik Deutschland (2015): Fünftes Sozialgesetzbuch. SGB V. Online verfügbar unter http://www.sozialgesetzbuch-sgb.de/sgbv/135a.html, zuletzt geprüft am 01.02.2016.

DNQP (2016): Aktuelle Veröffentlichungen des DNQP. Hg. v. Deutsches Netzwerk für Qualitätsentwicklung in der Pflege. Online verfügbar unter http://www.dnqp.de/38029.html, zuletzt geprüft am 01.02.2016.

G-BA (2014): Richtlinien des Gemeinsamen Bundesausschusses über die Verordnung von häuslicher Krankenpflege. Häusliche Krankenpflege-Richtlinien. In: *Bundesanzeiger BAnz AT 06.10.2014 vom 6. Oktober.* Online verfügbar unter https://www.g-ba.de/downloads/62-492-924/HKP-RL_2014-07-17.pdf, zuletzt geprüft am 01.02.2016.

G-BA (2015): Struktur- Prozess- und Ergebnisqualität. Hg. v. Gemeinsamer Bundesausschuss. Online verfügbar unter https://www.g-ba.de/institution/themenschwerpunkte/qualitaetssicherung/ergebnisqualitaet/, zuletzt geprüft am 01.02.2016.

Geraedts, Max; Holle Bernhard; Volllmar, Horst-Christian; Bartholomeyczik, Sabine (2011): Qualitätsmanagement in der ambulanten und stationären Pflege. Aktuelle Entwicklungen und Besonderheiten. In: *Bundesgesundheitsblatt - Gesundheitsforschung - Gesundheitsschutz* 54 (2), S. 185–193. Online verfügbar unter http://download.springer.com/static/pdf/89/art%253A10.1007%252Fs00103-010-1199-4.pdf?originUrl=http%3A%2F%2Flink.springer.com%2Farticle%2F10.1007%2Fs00103-010-1199-4&token2=exp=1452077394~acl=%2Fstatic%2Fpdf%2F89%2Fart%25253A10.1007%25252Fs00103-010-1199-4.pdf%3ForiginUrl%3Dhttp%253A%252F%252Flink.springer.com%252Farticle%252F10.1007%252Fs00103-010-1199-4*~hmac=661732588abddd6abbffa9352da56fab2ab9447c2a1687bc91dc9a5ee95d0f84, zuletzt geprüft a, 01.02.2016.

Haubrock, Manfred (2009): Betriebswirtschaft und Management im Krankenhaus. 5., vollst. überarb. und erw. Aufl. Bern: Huber (Management im Gesundheitswesen. Gesundheitswirtschaft).

Höfert, Rolf; Meissner, Thomas (2008): Von Fall zu Fall - ambulante Pflege im Recht. Rechtsfragen in der ambulanten Pflege von A-Z. 1. Aufl. Berlin: Springer.

Kahla-Witzsch, Heike-Anette; Platzer, Olga (2007): Risikomanagement für die Pflege. Ein praktischer Leitfaden. 1. Aufl. s.l.: Kohlhammer Verlag. Online verfügbar unter https://books.google.de/books?hl=de&lr=&id=g0mWfvH40hkC&oi=fnd&pg=PA5&dq=risikoma-

nagement+im+ambulanten+pflege-
dienst&ots=ib7XgSQaWQ&sig=IKNnfL_3vbUUYYdJUx6Z9pD3fSE#v=onepage&q=risikoma-
nagement%20im%20ambulanten%20pflegedienst&f=false, zuletzt geprüft am 01.02.2016.

König, Jutta (2015): Was die PDL wissen muss. Das etwas andere Qualitätshandbuch in der Al-
tenpflege. 6., aktualisierte Auflage. Hannover: Schlütersche.

MDS (2014): Qualitätsprüfungs-Richtlinien MDK-Anleitung Transparenzbericht. Grundlagen der
Qualitätsprüfungen nach den §§ 114 ff SGB XI in der ambulanten Pflege. Hg. v. Medizinischer
Dienst des Spitzenverbandes Bund der Krankenkassen e.V. (MDS). Online verfügbar unter
https://www.mds-ev.de/fileadmin/dokumente/Publikationen/SPV/PV_Qualitaetsprue-
fung/2014_Pruefgrundlagen_ambulant_Lesezeichen.pdf, zuletzt geprüft am 01.02.2016.

Schmidt, Simone (2010): Das QM-Handbuch. Qualitätsmanagement für die ambulante Pflege.
2., aktualisierte und erw. Aufl. Berlin: Springer.

Schmidt, Simone; Meissner, Thomas (2009): Organisation und Haftung in der ambulanten
Pflege. Praxisbuch. Heidelberg: Springer Medizin Verlag.

Weigert, Johann (2008): Der Weg zum leistungsstarken Qualitätsmanagement. Ein praktischer
Leitfaden für die ambulante, teil- und vollstationäre Pflege. 2., aktualisierte Aufl. Hannover:
Schlütersche (Pflege).

Winkler, Jürgen (2015): Das neue SGB XI mit eingearbeitetem 1. Pflegestärkungsgesetz. Ge-
setzestext mit gekennzeichneten Änderungen, Überblick und Stellungnahme. Stand: 01. Jan.
2015. Freiburg im Breisgau: Lambertus.

Anhang

Online Katalog der Bibliothek der Frankfurt University of Applied Sciences (OPAC):

Schlagwörter:	Trefferanzahl:
Risikomanagement	1050
Risikomanagement Pflege	1
Risikomanagement ambulante Pflege	0
Qualitätsmanagement	2357
Qualitätsmanagement Pflege	Titel (Stichwörter): 13

Datenbank SpringerLink:

Schlagwörter:	Treffer:
Risikomanagement	10887
Risikomanagement Pflege	1945
Risikomanagement ambulante Pflege	182
Qualitätsmanagement ambulante Pflege	Alle: 772; Artikel: 257 mit Zeitraum 2010-2015: 106

scholar.google.de

Schlagwörter:	Treffer:
Risikomanagement	39000
Risikomanagement Pflege	8030
Risikomanagement ambulante Pflege	1160; 2010-2015: 658

BEI GRIN MACHT SICH IHR WISSEN BEZAHLT

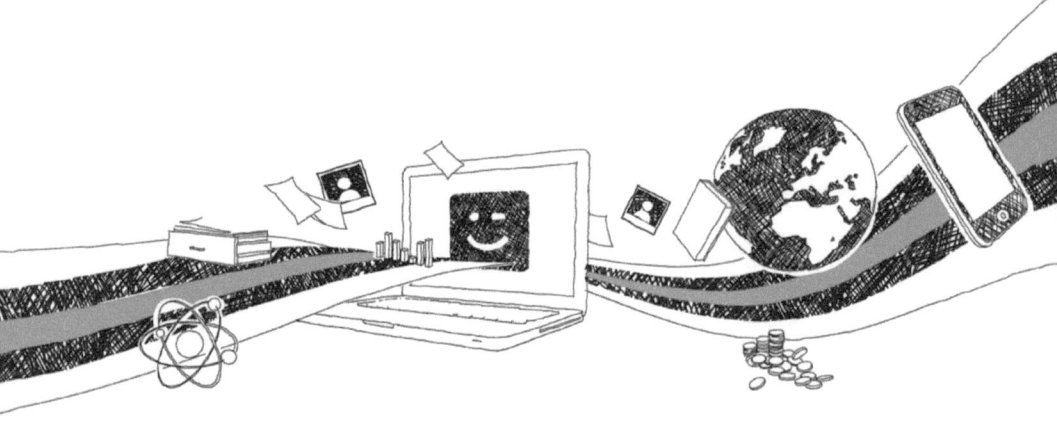

- Wir veröffentlichen Ihre Hausarbeit,
  Bachelor- und Masterarbeit

- Ihr eigenes eBook und Buch -
  weltweit in allen wichtigen Shops

- Verdienen Sie an jedem Verkauf

Jetzt bei www.GRIN.com hochladen und kostenlos publizieren

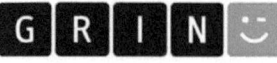